BEI GRIN MACHT SICH IHR WISSEN BEZAHLT

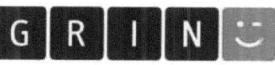

Supervision als unterstützende Maßnahme zur psychischen Gesunderhaltung von Pflegern

Martina Muschel

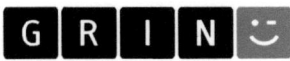

Bibliografische Information der Deutschen Nationalbibliothek:

Die Deutsche Nationalbibliothek verzeichnet diese Publikation in der
Deutschen Nationalbibliografie; detaillierte bibliografische Daten sind
im Internet über http://dnb.d-nb.de abrufbar.

ISBN: 9783346646620
Dieses Buch ist auch als E-Book erhältlich.

Druck und Bindung: Books on Demand GmbH, Norderstedt Germany
Gedruckt auf säurefreiem Papier aus verantwortungsvollen Quellen

Das vorliegende Werk wurde sorgfältig erarbeitet. Dennoch
übernehmen Autoren und Verlag für die Richtigkeit von Angaben,
Hinweisen, Links und Ratschlägen sowie eventuelle Druckfehler keine
Haftung.

Das Buch bei GRIN: https://www.grin.com/document/1217370

Studiengang Berufspädagogik
für Gesundheits- und Sozialberufe (B.A.)

Die Supervision als unterstützende Maßnahme des Betrieblichen
Gesundheitsmanagements zur psychischen Gesunderhaltung professionell
Pflegender

Modul: Betriebliches Bildungsmanagement

Herbstsemester 2021

von

Martina Muschel

Abgabedatum 29.01.2022

Inhaltsverzeichnis

Abkürzungsverzeichnis

BEM	Betriebliches Eingliederungsmanagement
BGF	Betriebliche Gesundheitsförderung
BGM	Betriebliches Gesundheitsmanagement
BMAS	Bundesministerium für Arbeit und Soziales
DAK	Deutsche Angestellten - Krankenkasse
DGB	Deutscher Gewerkschaftsbund
DGSv	Deutsche Gesellschaft für Supervision und Coaching
IGA	Initiative Gesundheit und Arbeit
MA	Mitarbeiter:innen
WHO	Weltgesundheitsorganisation

Einleitung

Professionell Pflegende sind systemrelevant. Die aktuelle Corona - Pandemie zeigte dies in aller Deutlichkeit. Die bereits vor der Pandemie nicht immer einfachen Rahmenbedingungen zur Ausübung des Berufes sind nun auch der breiten Öffentlichkeit bekannt. Auch nach der Pandemie wird die Zahl pflegebedürftiger Menschen aufgrund von Faktoren wie dem demografischen Wandel oder der Zunahme chronischer Erkrankungen wachsen. Umso wichtiger ist es, in Zeiten des Fachkräftemangels in Pflegeberufen und einem steigenden Bedarf an eben diesen Fachkräften, dass professionell Pflegende ihren Beruf möglichst lange gesund ausüben können und wollen. Doch laut der Initiative Gesundheit und Arbeit IGA steht die Pflegebranche verglichen mit anderen Berufszweigen bundesweit an der Spitze längerer krankheitsbedingter Fehlzeiten sowie hoher personeller Fluktuation. Neben körperlicher Anstrengung und Schichtarbeit nennt die Autorin des IGA-Wegweisers Bending vor allem auch psychische Belastungen als Ursache. Sie sieht die betriebliche Gesundheitsförderung als einen wichtigen Aspekt, die Gesundheit von professionell Pflegenden zu erhalten. (Bending, 2017, S.4.) Ein Beratungsformat des Betrieblichen Gesundheitsmanagements BGM ist die Supervision. Die Forschungsfrage dieser Arbeit lautet daher: Kann die Supervision als unterstützende Maßnahme des BGM zur psychischen Gesunderhaltung von professionell Pflegenden beitragen? Zur Bearbeitung dieser Frage stellen sich folgende Leitfragen: Was beeinträchtigt die psychische Gesundheit in Pflegeberufen? Was versteht man unter BGM und welche Maßnahmen stehen im Rahmen des BGM zur Verfügung? Welche Formen der Supervision gibt es und wie kann die Supervision Pflegekräften in psychischen Belastungssituationen helfen? Um den Rahmen nicht zu sprengen, widmet sich diese Hausarbeit der Sicht der professionel Pflegenden, nicht der ihrer Führungsebene.

1 Psychische Gesundheit in Pflegeberufen

Laut den Sozialwissenschaftlern Drupp und Meyer sind Pflegekräfte in der Pflegebranche starken Arbeitsbelastungen ausgesetzt. Besonders drei Erkrankungsarten kämen im Vergleich zu anderen Berufen besonders häufig vor: Atemwegserkrankungen, Erkrankungen des Skelett- und Muskelapparats und psychische Erkrankungen. Drupp und Meyer begründen letztere damit, dass professionell Pflegende viel mit Leid bis hin zu Todesfällen, aber auch mit schwierigen Patient:innen zu tun hätten. Hinzu kämen Zeitdruck, schlechte Bezahlung und eine geringe Anerkennung für den ausgeübten Beruf. Dies führe zu überdurchschnittlich hohen psychischen Belastungen. (Drupp & Meyer, 2020, S. 39 ff) Die Diplom- Volkswirte Berger und Nolten verweisen auf eine Studie der Deutschen Angestellten- Krankenkasse DAK, die bereits 2015 psychische Erkrankungen als zweithäufigste Ursache für Arbeitsunfähigkeit benannten. (Berger & Nolten, 2019, S.29)

1.1 Gründe für psychische Belastungssituationen

Der Politikwissenschaftler Schmucker verweist auf den Index gute Arbeit des Deutschen Gewerkschaftsbundes DGB, der seit 2007 einmal jährlich abhängig Beschäftigte zur Qualität ihrer Arbeit befragt. In der Auswertung 2018 falle laut Schmucker auf, dass die Bewertung der Arbeitssituation in Pflegeberufen über fast alle Merkmale der Arbeitsbedingungen negativer ausfalle als in anderen Berufsgruppen. Lediglich die Bereiche Sinnhaftigkeit und Beschäftigungssicherheit schnitten überdurchschnittlich ab. Neben körperlichen Belastungen gaben die Befragten hohe Belastungen durch psychische und emotionale Anforderungen an. (Schmucker, 2020, S. 51 f.)

1.1.1 Ausgeprägte emotionale Belastungen

Die positive Wahrnehmung der Sinnhaftigkeit ihrer Arbeit stehe bei Pflegenden laut Schmucker also in deutlichem Kontrast zu ihrer Belastungssituation. Die Emotionsarbeit in Pflegeberufen bezeichnet Schmucker als eine besondere Form der psychischen Beanspruchung. Professionell Pflegende müssten häufig Emotionen unterdrücken, was bei häufigem Erleben bei Betroffenen emotionale Erschöpfung und Stress verursachen könne. Auch der Umgang mit Krankheit, Leid und Sterben sei emotional belastend. (Schmucker, 2020, S.53 f.)

1.1.2 Arbeitsverdichtung mit eingeschränkter Qualität der Leistung

Starker Stress, hervorgerufen durch die dauerhaft hohe Arbeitsintensität, erhöhe laut Schmucker das Risiko für emotionale Erschöpfung und depressive Störungen. Als wichtigen Stressor nennt er das dauerhafte Arbeiten unter Zeitdruck. Die Mehrheit der professionell Pflegenden nehme zudem eine Zunahme der Arbeitsverdichtung wahr. Diese werde durch den Wegfall von Erholungspausen kompensiert. Werde eine zu hohe Arbeitsintensität nicht durch Maßnahmen der Arbeitsgestaltung wie beispielsweise zusätzlichem Personal begegnet, komme es zu Einschränkungen bei der erbrachten Qualität der Leistungen. Dies stelle für betroffene Mitarbeiter:innen MA eine besondere psychische Belastung dar. (Schmucker, 2020, S.53) Die hohe Belastungssituation der professionell

Pflegenden lässt laut DGB Index 2018 lediglich 22% der Beschäftigten davon ausgehen, dass sie bis zum Rentenalter ohne Einschränkungen in ihrem Beruf arbeiten können. (Schmucker, 2020, S.56)

1.2 Ansätze zur Prävention

Vor diesem Hintergrund benennen Berger & Nolten die Notwendigkeit eines geplanten gesundheitsorientierten Wandels in Organisationen mit dem Ziel, die physische und psychische Leistungsfähigkeit der Beschäftigten zu sichern. Diese Veränderungsprozesse könnten durch unterschiedliche arbeitsspezifische Beratungsangebote, insbesondere die Supervision, im Rahmen des BGM gefördert werden. (Berger & Nolten, 2019, S.29)

2 Betriebliches Gesundheitsmanagement

Die genannten Beobachtungen zeigen laut Drupp & Meyer, dass professionell Pflegende gesundheitlich besonders belastet seien. Um für gesundheitliche Entlastungen zu sorgen und darüber hinaus in dieser Branche Gesundheit und Arbeitsfähigkeit der Beschäftigten zu erhalten und zu fördern, könne auf das BGM zurückgegriffen werden. (Drupp & Meyer, 2020, S. 42) Laut Berger und Nolten „geht es beim BGM im Wesentlichen um die konkrete Planung, Organisation, Realisierung und Überprüfung von Aufgaben, Strukturen und Prozessen, die die gesundheitsförderliche Gestaltung der Arbeit zum Gegenstand haben." (Berger & Nolten, 2019, S.39) Für Berger und Nolten ergeben sich drei Ebenen, an denen angeknüpft werden sollte:

1. Die Person durch Erhaltung und Förderung der individuellen Handlungskompetenz und ihrer physischen und psychischen Gesundheit. Hierzu zählen Berger und Nolten auch das eigene Gesundheitsbewusstsein und -verhalten sowie die Arbeitszufriedenheit.
2. Die Arbeitssituation durch eine gesundheitsförderliche Gestaltung der Arbeitsaufgaben und -bedingungen.
3. Die Organisation durch Verankerung von Gesundheit als Wert und Ziel der Organisationskultur. (Berger & Nolten, 2019, S.39)

2.1 Ziele des BGM

Nach Ansicht der Diplom- Pädagogin und Krankenschwester Freund hat BGM zum Ziel, dass aktuell tätige MA das Rentenalter gesund erreichen und künftige MA gesunde Arbeitsbedingungen vorfinden, die sie als attraktiv genug wahrnehmen, um in einer Organisation arbeiten zu wollen. BGM solle die Arbeitsfähigkeit der MA des Betriebes garantieren. Ziele seien daher die individuelle Gesundheit der MA, gesunderhaltende Arbeitsinhalte und Arbeitsumgebung sowie professionelle Kompetenz der MA und Führungskräfte. (Freund, 2016, S.165) Heckes, Rövekamp-Wattendorf und Techau kommen in ihrer Regionalanalyse zum BGM in der Pflege zu dem Schluss, dass Gesundheitsunterstützung gerade für Berufsgruppen, die selbst Gesundheit unterstützen, ein wichtiges Ziel darstelle. (Heckes, Rövekamp-Wattendorf & Techau, 2018) Die Grundsätze des BGM sind im Anhang 1 nachzulesen.

2.2 Bereiche und Maßnahmen des BGM

Berger und Nolten unterteilen BGM in drei Bereiche: Den betrieblichen Arbeits- und Gesundheitsschutz, das betriebliche Eingliederungsmanagement BEM und die betriebliche Gesundheitsförderung BGF. Während den beiden erstgenannten Bereichen gesetzliche Vorschriften zugrunde lägen, handele es sich bei den Maßnahmen der BGF in der Regel um freiwillige Leistungen der Organisation. Unterschieden würden hier Maßnahmen zur Verhaltens- oder Verhältnisprävention. Eine Übersicht möglicher Maßnahmen beider Bereiche befindet sich im Anhang 2.Verhältnisorientierte Maßnahmen hätten die Gestaltung gesundheitsförderlicher Rahmenbedingungen innerhalb der Organisation zum Gegenstand wie beispielsweise die Vereinbarkeit von Familie und Beruf. Die Verhaltensprävention habe laut Berger und Nolten zum Ziel, gesundheitsgerechte Verhaltensweisen zu fördern, etwa durch Aufklärung zu gesundheitsrelevanten Themen oder der Vermittlung von Werkzeugen und Techniken. Als Beispiel möchte die Autorin hier etwa Hilfsmittel wie Patient:innenlifter zur Ermöglichung des rückenschonenden Arbeitens aufführen. Das für diese Hausarbeit relevante Handlungsfeld des BGM ist in den Augen der Autorin das der Verhaltensprävention. Für Drupp und Meyer gibt es zwei Ebenen, in diesem Bereich die Umsetzung von Maßnahmen im BGM zu unterstützen: Zum einen gehe es um eine gute Arbeitsgestaltung, die es ermögliche, dass Pflegekräfte ihren Beruf lange gesund ausüben könnten. Als Beispiele führen Drupp und Meyer etwa eine gute Schicht- und Bereichsorganisation, geregelte Pausenzeiten oder zeitnahe, transparente und beteiligungsorientierte Kommunikation und Information an. Zum anderen falle die Verbesserung und Stärkung der individuellen Ressourcen und Kompetenzen der MA in den Bereich der Verhaltensprävention. Eine mögliche Maßnahme sei etwa die Stress- und Resilienzstärkung. (Drupp & Meyer, 2020, S.43) Letztere wirke sich ebenso wie positive Zukunftserwartungen und Selbstwirksamkeitserfahrungen laut Berger und Nolten positiv und schützend auf die Gesundheit aus. Zur Auseinandersetzung mit hiermit verbundenen

Fragestellungen sehen die genannten Autor:innen die Supervision im Rahmen eines BGM bestens geeignet. In der Kategorie Psychische Gesundheit führen Berger und Nolten Einzel- und Teamsupervisionen von Führungskräften und MA auf. (Berger & Nolten, 2019, S.32 ff)

3 Die Supervision

Die Lehrberaterin Fuchs-Brüninghoff definiert die Supervision als einen Beratungsprozess, in dem es um eine systematische Reflexion beruflichen Handelns gehe. (Fuchs- Brüninghoff, 2010, S.275) Für den Sozialwissenschaftler Weigand stehen die ausführenden Menschen im Mittelpunkt dieses Prozesses mit Blick auf deren Wohlbefinden und Gesundheit. (Weigand, 2019, S. 86). Der Begriff Supervision stammt aus dem Lateinischen und setzt sich aus den Worten super = über und vision = Blick zusammen. Für die Supervisorin Overlander bedeutet die Supervision einen Perspektivwechsel einzunehmen der es ermögliche, eine Handlung, andere Personen oder sich selbst in einem anderen Blickwinkel zu sehen. (Overlander, 2016, S.137) Der Professor für Planungslehre Wilke hebt hervor, dass sich Supervision immer auf einen Grundprozess der Veränderung beziehe. Dies geschehe mit Hilfe einer Supervisorin oder eines Supervisors, welche:r eine zusätzliche Perspektive zweiter Ordnung einbringe. Auch Wilke betont den Reflexionsprozess einer Supervision, es gehe nicht darum, einen Grundprozess lediglich zu wiederholen oder zu verstärken. (Wilke, 2004, S.21)

3.1 Ziele der Supervision

Für Overlander ist ein Ziel der Supervision, Gefühle, auch tabuisierte, in einer bewertungsfreien Atmosphäre einbringen und kommunizieren zu können. Zu erkennen, dass man mit den eigenen Gefühlen nicht allein sei, könne zu solidarischer Unterstützung führen und als weiteres Ziel zu neuen Handlungsstrategien im Berufsalltag. Weitere Ziele der Supervision seien, ein selbstbewusstes Miteinander und konstruktive Abgrenzung zu erreichen. (Overlander, 2016, S.137) Ein für diese Hausarbeit relevantes Ziel nennt Fuchs-Brüninghoff in den Augen der Autorin mit der Erhöhung der Arbeitszufriedenheit und der Durchführung einer Psychohygiene bei psychischer Belastung im beruflichen Kontext. (Fuchs- Brüninghoff, 2010, S.275)

3.2 Voraussetzungen für eine gelingende Supervision

Overlander betont, dass die Teilnahme am Supervisionsprozess freiwillig erfolgen sollte. Supervision arbeite auf Ebene der Selbstreflexion, es gehe nicht darum, die

Teilnehmenden zu instrumentalisieren, zu schulen oder gar zu therapieren. Ebenso gelte in Supervisionen das Prinzip der Verschwiegenheit. Sonst bestünde die Gefahr des gegenseitigen Misstrauens und des Unterdrückens wichtiger verbaler Beiträge. (Overlander, 2016, S.137) Die Deutsche Gesellschaft für Supervision und Coaching DGSv setzt für eine gelingende Supervision ebenso voraus, dass sich die ausführenden Supervisorinnen und Supervisoren ethischen Leitlinien wie Unabhängigkeit und Eigenverantwortung verpflichtet fühlten. Die ethischen Leitlinien der DGSv sind im Anhang 3 nachzulesen. (DGSv, o.J.)

3.3 Unterschiedliche Beratungsformate

Die Beratungsmethode Supervision beziehe sich laut Overlander auf soziale, psychische oder institutionelle Probleme und Fragestellungen und könne bei Gruppen oder Einzelpersonen zum Tragen kommen. Grundsätzlich ließen sich zwei Schwerpunkte unterscheiden: Die Fallarbeit und die Kooperation untereinander. (Overlander, 2016, S.137)

3.3.1 Die Fallsupervision

In der Fallsupervision steht laut Overlander die Beziehung zwischen Pflegenden und zu Pflegenden im Vordergrund. Es gehe um die Reflexion von Problemen und dem subjektiven Erleben im gemeinsamen Umgang. Ziel sei es, gegenseitiges Verständnis füreinander aufbringen zu können. In konfliktträchtigen Situationen könnten gemeinsam professionelle Herangehensweisen gesucht und entsprechende Vereinbarungen getroffen werden. Diese Vorgehensweise könne Entlastung schaffen. (Overlander, 2016, S.137)

3.3.2 Die Gruppensupervision

Gruppensupervisionen führen laut Fuchs- Brüninghoff Personen aus verschiedenen Einrichtungen oder Organisationen zusammen. Diese bildeten dann eine Supervisionsgruppe, die keine konkrete Arbeitsbeziehung miteinander habe. Ziel sei, schwierige Arbeitssituationen zu rekonstruieren und zu bearbeiten. Als wichtiges Arbeitsprinzip nennt Fuchs- Brüninghoff hier den Perspektivenwechsel. (Fuchs- Brüninghoff, 2010, S.275)

3.3.3 Die Teamsupervision

In der Teamsupervision gehe es laut Overlander um die Kooperation im Team selbst. Im Fokus stünden die Kommunikation und Zusammenarbeit des Kollegiums. (Overlander, 2016, S.137) Als Kern der Teamsupervision bezeichnet der Sozialwissenschaftler Levold die Kommunikation der Anwesenden: „Das beobachtete Interaktionssystem ist daher nicht etwa ein Team bei der Arbeit („teamwork"), sondern die Kommunikation von Anwesenden Teammitgliedern mit einem Supervisor." (Levold, 2004, S. 57)

3.3.4 Die Einzelsupervision

Bei einer Einzelsupervision arbeite laut Fuchs- Brüninghoff eine einzelne Person mit einer Supervisorin oder einem Supervisor an ihren Fragestellungen. In der Einzelarbeit werde häufig intensiver an der Person und deren biographischen Einflüssen auf das berufliche Handeln gearbeitet als in Gruppen- oder Teamsupervisionen. (Fuchs- Brüninghoff, 2010, S.275)

4   Supervision als Maßnahme des BGM zur psychischen Gesunderhaltung professionell Pflegender

Kann also die Supervision als unterstützende Maßnahme des BGM zur psychischen Gesunderhaltung von professionell Pflegenden beitragen? Wie in Kapitel 1 aufgeführt gibt es unterschiedliche Gründe für psychische Belastungssituationen Pflegender. Resultieren diese aus problematischen Arbeitsbedingungen wie einem unzureichenden Personalschlüssel, werden auch Teamsupervisionen ohne befriedigendes Ergebnis für die MA bleiben, solange sich die Rahmenbedingungen selbst nicht ändern. Dennoch hält die Autorin es für fruchtbar, auch Problematiken die Arbeitsbedingungen betreffend in einer Supervision zu thematisieren, um für sich selbst zu erkennen, ob die selbst empfundenen Belastungssituationen auch andere Teammitglieder teilen und dies der Führungskraft zu spiegeln. Levold bezeichnet in diesen Fällen die Supervision als einen geeigneten, sicheren Ort, Teammitglieder mit den organisationsspezifischen display rules zu versöhnen. (Levold, 2004, S.71.) In psychischen Belastungssituationen, die ihre Ursache in der belastenden Emotionsarbeit haben, kann die Supervision laut Berger und Nolten „zu einer gesundheitsförderlichen Gestaltung von Organisationen maßgeblich beitragen." (Berger & Nolten, 2019, S.29) Hier eignen sich nach Ansicht der Autorin sowohl Fallsupervisionen, in denen speziellen, auf eine konkrete Situation bezogenen Herausforderungen Raum gegeben werden kann, als auch Einzel- oder Teamsupervisionen. Bei Letzteren erachtet die Autorin es als wichtig, im Vorfeld transparent für alle Beteiligten zu machen, welche Art der Supervision mit welchem Ziel stattfindet. Auch Levold sieht sonst die Gefahr, dass negative Effekte verstärkt oder die Bearbeitung privater Konflikte zum Gegenstand der Supervision würden.

(Levold, 2004, S. 65) Wie in Kapitel 2.2 aufgeführt, kann sich die Stress- und Resilienzstärkung positiv auf die Gesundheit auswirken. Berger und Nolten sehen hier Einzel- Team- und Fallsupervisionen als geeignete Maßnahme des BGM. Die Supervision sollte nach ihrer Ansicht daher wesentlicher Bestandteil des BGM sein. (Berger & Nolten, 2019, S.29 ff) Weigand verweist auf die arbeitsmedizinischen Empfehlungen „Psychische Gesundheit im Betrieb" des Bundesministeriums für Arbeit und Soziales BMAS, die die Supervision als Qualitätsstandard guter Arbeit empfehle, die der Entwicklung von Person und Organisation diene. (Weigand, 2019, S.87) Buzgová & Janiková weisen in ihrer Studie „Satisfaction with supervision of healthcare workers in relation to job satisfaction and selected characteristics of supervision" einen Zusammenhang zwischen Jobzufriedenheit und der Effektivität von Supervisionen nach. Zufriedenstellende Supervisionen wurden assoziiert mit weniger Stress und einer höheren Zufriedenheit im Beruf. Wichtig sei allerdings, dass MA auf dem Gebiet geschult seien. (Buzgová & Janiková, 2020, S.490 ff)

5   Fazit

In den Augen der Autorin ist die Supervision als Maßnahme des BGM bezüglich psychischer Belastungen professionell Pflegender nicht das Allheilmittel in der arbeitsweltlichen Wirklichkeit. Viele der in Kapitel 1 genannten psychischen Belastungsfaktoren lassen sich nicht in Supervisionen lösen. Hier braucht es Lösungen im Bereich der Arbeitsgestaltung und der Rahmenbedingungen wie etwa geregelte Pausenzeiten etc. Im Rahmen des BGM als verhaltenspräventive Maßnahme zur Stärkung der Resilienz erachtet sie die Supervision aber als durchaus effektives Werkzeug, emotionalen Belastungssituationen gut zu begegnen. Die Autorin hat selbst als Pflegefachkraft in einem stationären Hospiz regelmäßig an Teamsupervisionen teilgenommen und die Erfahrung gemacht, dass dort vor allem psychischen Belastungssituationen Raum gegeben werden kann. Diese Möglichkeit der Psychohygiene führte im Kollegium durchaus zu einer höheren Arbeitszufriedenheit. Als wichtig erachtet es die Autorin, dass externe Angebote einer Supervisorin oder eines Supervisors genutzt werden mit Berücksichtigung der ethischen Leitlinien der DGSv. Da die (psychische) Gesunderhaltung professionell Pflegender aufgrund der in der Einleitung aufgeführten Gründe einen hohen Stellenwert haben sollte, fände es die Autorin wünschenswert, dass alle betroffenen Pflegekräfte über ihr BGM Zugang zu Supervisionen erhalten könnten und das Thema „psychisch gesunde MA" in jeder Organisationskultur verankert wäre.

Literaturverzeichnis

Berger, H. & Nolten, A. (2019). Rahmenbedingungen des BGM: Gesundheitspolitische und betriebswirtschaftliche Grundlagen. In S. Gingelmaier, R. Jahn, & E. Reinfelder (Hrsg.), *Supervision und psychische Gesundheit – Reflexive Interventionen und Weiterentwicklungen des betrieblichen Gesundheitsmanagements* (S. 29-60). Ebook. Wiesbaden: Springer

Bundesministerium für Arbeit und Soziales BMAS. (2019). *Psychische Gesundheit im Betrieb- Arbeitsmedizinische Empfehlung.* Verfügbar unter https://www.bmas.de/SharedDocs/Downloads/DE/Publikationen/a450-psychische-gesundheit-im-betrieb.pdf;jsessionid=CF1799A27B71F1A8127EEFF494947298.delivery 1-master?__blob=publicationFile&v=1 [27.12.2021]

Buzgová, R.& Janikozá, E. (2020). Satisfaction with supervision of healthcare workers in relation to job satisfaction and selected characteristics of supervision. *Central European Journal of Nursing and Midwifery,* 12 (4), 487-494. verfügbar unter doi: 10.15452/CEJNM.2021.12.0004 [23.12.2021]

Deutsche Gesellschaft für Supervision und Coaching DGSv. (2003). *Ethische Leitlinien.* Verfügbar unter https://www.dgsv.de/wp-content/uploads/2017/08/DGSv_Ethische-Leitlinien_2017_09_22.pdf [23.12.2021]

Drupp, M. & Meyer, M. (2020). Belastungen und Arbeitsbedingungen bei Pflegeberufen – Arbeitsunfähigkeitsdaten und ihre Nutzung im Rahmen eines Betrieblichen Gesundheitsmanagements. In K. Jakobs, A. Kuhlmey, S. Greß, J. Klauber & A. Schwinger (Hrsg.), *Pflege- Report 2019* (S.23-48). Ebook. Berlin: Springer verfügbar unter 978-3-662-58935-9_Book_OnlineFDF.pdf (springer.com) [23.12.2021]

Freund, J. (2016). Krankenhäuser, Pflegeheime und Pflegedienste als Unternehmen. In C. Conzen, J. Freund & G. Overlander (Hrsg.), *Pflegemanagement heute.* (2.Aufl.) (S.142-168). München: Elsevier GmbH, Urban & Fischer

Fuchs-Brüninghoff, E. (2010). Supervision. In R. Arnold S. Nolda, & E. Nuissl (Hrsg), *Wörterbuch Erwachsenenbildung* (2.Aufl.) (S. 275-276). Bad Heilbrunn: Verlag Julius Klinhardt.

Heckes, K.T., Rövekamp- Wattendorf, J. & Technau, J. (2018). Betriebliches Bildungsmanagement in der Pflege- eine Regionalanalyse. *Arbeitsmedizin, Sozialmedizin, Umweltmedizin ASU- Zeitschrift für medizinische Prävention,* 18 (11), verfügbar unter https://www.asu-arbeitsmedizin.com/node/27136/print [23.12.2021]

Initiative Gesundheit und Arbeit IGA. Bendig, H. (2017). *Gesundheit für Pflegekräfte im Berufsalltag - Empfehlungen für die betriebliche Gesundheitsförderung und Prävention in der Pflege.* Verfügbar unter https://www.iga-info.de/fileadmin/redakteur/Veroeffentlichungen/iga_Wegweiser/Dokumente/iga-Wegweiser_Gesundheit_fuer_Pflegekraefte.pdf [23.12.2021]

Levold, T. (2004). Kommunikation und systemische Teamsupervision. In H. Kersting & H. Neumann- Wirsig (Hrsg.), *Supervision intelligenter Systeme – Supervision, Coaching, Organisationsberatung* (1. Aufl.) (S.51-73). Nordlingen: Steinmeier

Overlander, G. (2016). Gesundheitswissenschaften, Gesundheitsrisiken und Gesundheitsförderung. In C. Conzen, J. Freund & G. Overlander (Hrsg.), *Pflegemanagement heute.* (2.Aufl.) (S.110-140). München: Elsevier GmbH, Urban & Fischer

Schmucker, R. (2020). Arbeitsbedingungen in Pflegeberufen. In K. Jakobs, A. Kuhlmey, S. Greß, J. Klauber & A. Schwinger (Hrsg.), *Pflege- Report 2019* (S.50-60). Ebook. Berlin: Springer verfügbar unter 978-3-662-58935-9_Book_OnlinePDF.pdf (springer.com) [23.12.2021]

Weigand, W. (2019). Der kritische Beitrag der Supervision zur Förderung betrieblicher Gesundheit. In S. Gingelmaier, R. Jahn, & E. Reinfelder (Hrsg.), *Supervision und psychische Gesundheit – Reflexive Interventionen und Weiterentwicklungen des betrieblichen Gesundheitsmanagements (S. 82-91).* Ebook. Wiesbaden: Springer

Wilke, H. (2004). Supervision in der wissensbasierten Organisation. In H. Kersting & H. Neumann- Wirsig (Hrsg.), *Supervision intelligenter Systeme – Supervision, Coaching, Organisationsberatung* (1. Aufl.) (S. 15-30). Nordlingen: Steinmeier

Anhang

1 Grundsätze des BGM

Berger und Nolten verweisen auf die erste internationale Konferenz zur Gesundheitsförderung der Weltgesundheitsorganisation WHO, in der 1986 in der Ottawa-Charta der Kerngedanke verankert wurde, die Menschheit zu befähigen, ihre Gesundheit stärker selbst mitzubestimmen. „Ab 1997 wurde der Ansatz der Gesundheitsförderung im Rahmen der Luxemburger Deklaration zur betrieblichen Gesundheitsförderung explizit auf die Herausforderungen der Arbeitswelt im 21. Jahrhundert übertragen." (Berger & Nolten, 2019, S.31) BGM solle sich gemäß der Luxemburger Deklaration an den Grundsätzen Ganzheitlichkeit, Nachhaltigkeit, Partizipation, Mitarbeiterorientierung, Projektmanagement, Gender- Mainstream und Diversity- Management und Datenschutz orientieren. (Berger & Nolten, 2019, S.39)

2 Verhaltens- und Verhältnisprävention im Rahmen des BGM

Kategorie	Verhaltensorientierte Maßnahmen	Verhältnisorientierte Maßnahmen
Physische Gesundheit	• Kurse zur Erweiterung der Gesundheitskompetenz • Sport- und Fitnesskurse • Individuelle Ergonomieberatung am Arbeitsplatz • Gesundheitschecks • Gesundheitsinformationen	• Gefährdungsbeurteilung bei physischen Belastungen • Arbeitsplatzgestaltung und -ausrüstung • Schaffung gesunderhaltender Arbeitsbedingungen • Impfungen
Psychische Gesundheit	• Kurse zu Stressbewältigung und Konfliktmanagement • Kurse zur Arbeitsorganisation • Fachliche Qualifizierung • Einzel- und Teamsupervision von Führungskräften und Mitarbeitern	• Gefährdungsbeurteilung bei psychischen Belastungen • Institutionalisierte Führungskräfteentwicklung in gesundheitsförderlichem Führungsverhalten • Organisationssupervision • Vereinbarkeit von Familie und Beruf
Sucht-prävention	• Aufklärung über die Wirkung von Suchtmitteln, riskantem Konsum, Abhängigkeit • Kurse zur individuellen Konsumreduzierung • Vorschriften zum Suchtmittelkonsum	• Einschränkungen der Verfügbarkeit von Suchtmitteln • Abbau suchtfördernder Arbeitsbedingungen (rauch- und alkoholfreier Betrieb) • Suchtbeauftragter
Organisations-gestaltung	• Weiterbildung zum Thema Organisation und Gesundheit (inkl. Kommunikation und Konfliktmoderation, Unterstützung bei psych. Erkrankungen, Suchtprävention)	• Etablierung von Gesundheitszirkeln • Bauliche Maßnahmen (z. B. Schallschutz)
Arbeits-gestaltung	• Fachliche Weiterbildung • Laufbahnberatung und -entwicklung	• Partizipative Arbeitsgestaltung • Flexible Arbeitszeiten • Pausengestaltung • Home-Office • Job-Rotation
Ernährung	• Ernährungskurse, Ernährungsberatung • Informationsbroschüren	• gesundheitsorientiertes Verpflegungs- und Kantinenangebot

(Berger und Nolten, 2019, S.35)

3 Ethische Leitlinien der DGSv

Ethische Leitlinien der Deutschen Gesellschaft für Supervision und Coaching e.V.

Präambel

In der DGSv haben sich Supervisorinnen und Supervisoren zusammengeschlossen, um ihre beruflichen und fachlichen Interessen gemeinsam zu vertreten und weiterzuentwickeln. Dies beinhaltet die Diskussion und Verständigung über gemeinsame Ziele, Werte und fachliche Fragen.

DGSv-Supervisorinnen und Supervisoren begegnen jedem Menschen mit Respekt, unabhängig von dessen Herkunft, Weltanschauung und Lebensgestaltung. Sie achten die Unantastbarkeit und den Schutz der Würde jedes Einzelnen. Das berufliche Handeln in der Supervision basiert auf Fachlichkeit sowie auf ethischen und wissenschaftlichen Grundlagen. Supervisorisches Handeln bewegt sich im Spannungsfeld von Individuum und Gesellschaft

Die Basis für das supervisorische Handeln der Mitglieder der DGSv sind die berufsethischen Standards und kollektiven Leitlinien. Supervisorinnen und Supervisoren der DGSv verpflichten sich dieser Basis. Die Ethischen Leitlinien enthalten die Überzeugungen der Supervisorinnen/Supervisoren, die Ausdruck finden im Verhalten gegenüber ihren Supervisandinnen/Supervisanden, sowie im Respekt vor allen beteiligten Personen.

Das Auftreten gegenüber Kolleginnen/Kollegen und den Auftraggeberinnen/Auftraggebern sowie in der Öffentlichkeit ist an den ethischen Leitlinien ausgerichtet. Berufsethische Standards und kollektive Leitlinien dienen dazu, Supervisorinnen und Supervisoren für ethische Probleme ihrer Arbeit zu sensibilisieren. Die ethischen Leitlinien ermutigen, das eigene berufliche Handeln kritisch zu prüfen und Reflexion sowie Fortbildung zur Grundlage der Arbeit zu machen. Dafür geben die ethischen Leitlinien Orientierung. Sie bieten Schutz vor eigenen übersteigerten Vorstellungen und überzogenen Erwartungen der Klienten oder Kunden. Ferner be- nennen sie die Grundlagen, auf denen die Arbeit der Ethik-Kommission beruht und stehen dafür, in der Ausbildung Elemente berufsethischen Handelns zu vermitteln und zu einer entsprechenden Praxis anzuhalten. Um die in den ethischen Leitlinien genannten Ziele zu erreichen, bestätigen und unterstützen die Mitglieder der Deutschen Gesellschaft für Supervision und Coaching die folgenden Ausführungen.

Supervisorisches Selbstverständnis

Supervision ist ein Beratungsverfahren, das sich auf Abläufe und Fragen bei der beruflichen Arbeit bezieht, auf Probleme der darin involvierten Menschen und auf ihre Beziehungen. Sie dient gleichermaßen der Emanzipation als auch der Bindung, der Ermöglichung neuer Sichtweisen und der persönlichprofessionellen Weiterentwicklung von Einzelnen, Gruppen, Teams und Organisationen. Dabei werden verschiedene Dimensionen einbezogen:

- Person
- Beruflicher Auftrag und Rolle
- Organisation
- Zusammenarbeit und Abgrenzung
- Rahmenbedingungen
- Gesellschaftliche Bezüge

Trotz der Vielfältigkeit und Komplexität der Aspekte ist Supervision eine Form der Beratung neben anderen – ergänzenden und/oder konkurrierenden – Verfahren. So werden Grenzen u.a. zu psychotherapeutischen Prozessen, zur Organisationsentwicklung, Unternehmensberatung, Mediation, Moderation, Unterricht und Selbsterfahrung gewahrt, auch wenn Kolleginnen und Kollegen über Mehrfachqualifikationen verfügen.

In der allgemeinen Ausübung der Beratungstätigkeit arbeiten Supervisorinnen und Supervisoren häufig allein. Sie achten daher in ihrer Berufsausübung besonders auf ihre Selbständigkeit, Unabhängigkeit und Eigenverantwortung. Sie verpflichten sich dem Gemeinwohl. Sie reflektieren bei jeder Anfrage selbstkritisch, ob die eigenen Kenntnisse, Fähigkeiten und persönlichen Bedingungen in diesem Fall sinnvoll einzusetzen sind.

Sie gestalten ihr Vorgehen gegenüber Auftraggebern, Supervisandinnen und Supervisanden transparent. In der praktischen Arbeit stehen Offenheit und Verschwiegenheit in einer Spannung zueinander. Dies wird bei Kontraktabschluss, im daraus resultierenden Beratungsprozess und der Auswertung angemessen berücksichtigt.

In der Praxis, Ausbildung und Forschung bedeutet dies: die menschliche und fachliche Qualität von Beratungs-, Ausbildungs- und Forschungsprojekten hat Vorrang vor ökonomischen Interessen.

Daher verbietet sich auch die Übernahme von Aufträgen totalitärer, sexistischer, fremdenfeindlicher oder rassistischer Organisationen von selbst.

Supervisorisches Handeln

DGSv-Supervisorinnen und Supervisoren tragen die Verantwortung für ihr berufliches Handeln im Wissen um die möglichen persönlichen und gesellschaftlichen Auswirkungen auf ihre Klientensysteme und messen der Eigenverantwortlichkeit und Selbstbestimmung Anderer eine hohe Bedeutung zu. Sie verhalten sich so, dass vorhersagbarer und vermeidbarer Schaden verhindert wird.

Supervisorinnen und Supervisoren gehen die Selbstverpflichtung ein, sich auf jene supervisorische Leistung zu beschränken, die vereinbart wurde und in der eigenen Kompetenz liegt. In der Supervision wird auf eine möglichst klare Abgrenzung zu anderen Beratungsdisziplinen geachtet.

Die Supervisorinnen und Supervisoren pflegen einen verantwortungsvollen Umgang mit dem Vertrauensverhältnis, das aus den direkten oder indirekten beruflichen Beziehungen entsteht.

Jede Vorteilsnahme und jeder Missbrauch – ob zu Gunsten wirtschaftlicher, sozialer, sexueller oder anderer persönlicher Interessen – wird eindeutig abgelehnt. Die Mitglieder der DGSv achten darauf, dass sie zum System ihrer Klientinnen/Klienten und Kunden genügend Distanz haben. Sie respektieren den Persönlichkeitsschutz und verpflichten sich insbesondere zum verantwortungsvollen Umgang mit Macht und Abhängigkeit.

Kollegiales Verhalten

Die Mitglieder der DGSv verpflichten sich zu kollegialer Kooperation und kollegialem Verhalten. Die Zusammenarbeit und Konfliktbewältigung entspricht den Prinzipien der gegenseitigen Achtung und Offenheit. Konkurrenz wird dadurch nicht ausgeschlossen, aber Loyalität, Toleranz und Kooperation gewahrt.

Die Akzeptanz persönlicher und fachlicher Andersartigkeit ist eine Grundlage von Kollegialität. Mitglieder treten untereinander in geschäftliche Beziehungen, die vertraglich abgesichert werden. Kollegiale Beziehungen sind hierdurch geschützt.

Mitgliedschaft im Berufsverband

Die Ziele der DGSv sind in der Satzung und in Publikationen des Verbandes veröffentlicht. Die Mitglieder der DGSv verpflichten sich – entsprechend der entwickelten Qualitätsstandards – zu regelmäßiger Fortbildung und Kontrolle ihres beruflichen Handelns. Die Mitgliedschaft im Berufs- und Fachverband DGSv erfordert bei Mitgliedschaft in verschiedenen, anderen Verbänden Loyalität gegenüber der DGSv.

Selbstverpflichtung

Ethische Leitlinien leben von einer ständigen Diskussion durch die Mitglieder der DGSv und der Orientierung daran. Die Funktionsträger des Berufs- und Fachverbandes Supervision tragen Sorge, dass die berufsethischen Diskurse unter den Mitgliedern wachgehalten und die ethischen Standards vor dem Forum der Öffentlichkeit erörtert werden.

Die ethischen Leitlinien haben selbstverpflichtenden Charakter. Ihre Weiterentwicklung erfordert die Auseinandersetzung der Mitglieder der DGSv mit ihnen.

Die Leitlinien haben mit dem 15.11.2003 Gültigkeit.

(DGSv, o.J.)

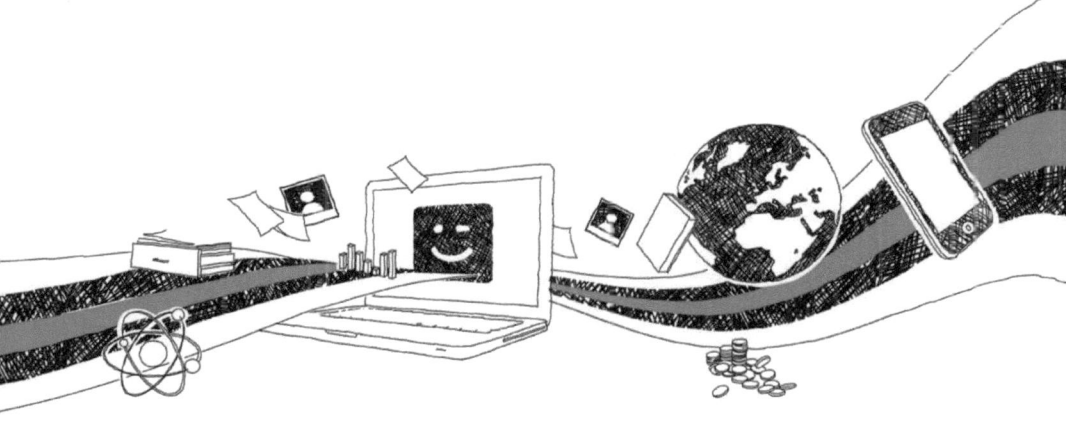
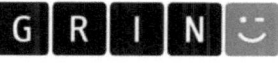